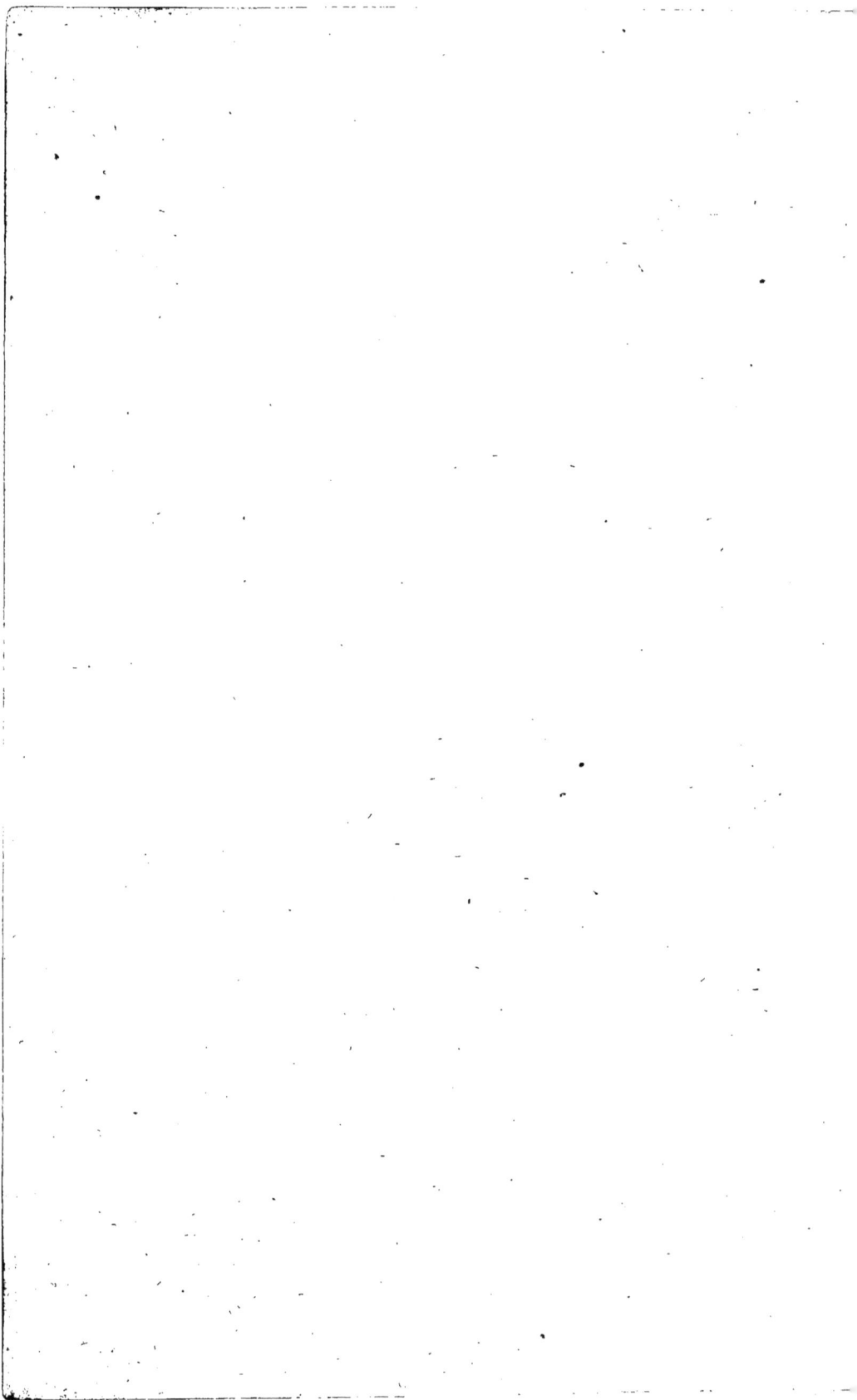

ESQUISSE

SUR LA

MÉDECINE & LA CHIRURGIE

POPULAIRES

DANS LE DÉPARTEMENT DU MORBIHAN

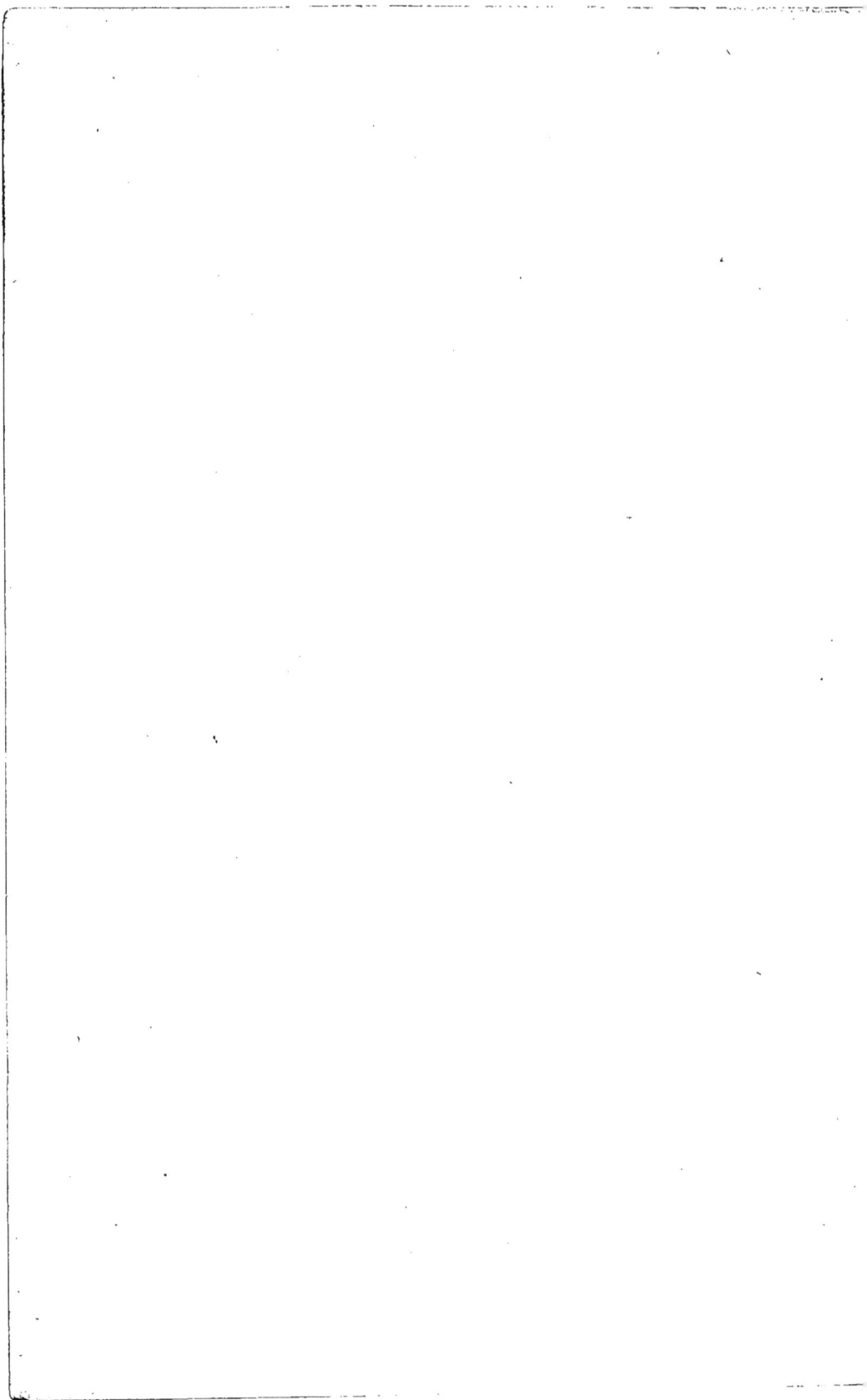

ESQUISSE

SUR LA

MÉDECINE ET LA CHIRURGIE

POPULAIRES

DANS LE DÉPARTEMENT DU MORBIHAN

PAR

M. G. DE CLOSMADEUC,

DOCTEUR EN MÉDECINE, CHIRURGIEN EN CHEF DE L'HOPITAL CIVIL
ET MILITAIRE DE VANNES, MEMBRE DU CONSEIL D'HYGIÈNE ET DE SALUBRITÉ PUBLIQUE DU
MORBIHAN, MEMBRE DE LA SOCIÉTÉ POLYMATHIQUE.

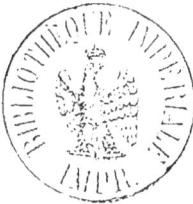

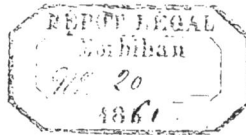

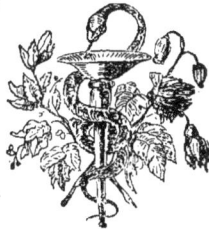

VANNES

IMPRIMERIE GUSTAVE DE LAMARZELLE ET BEAUCHESNE.

—

1861

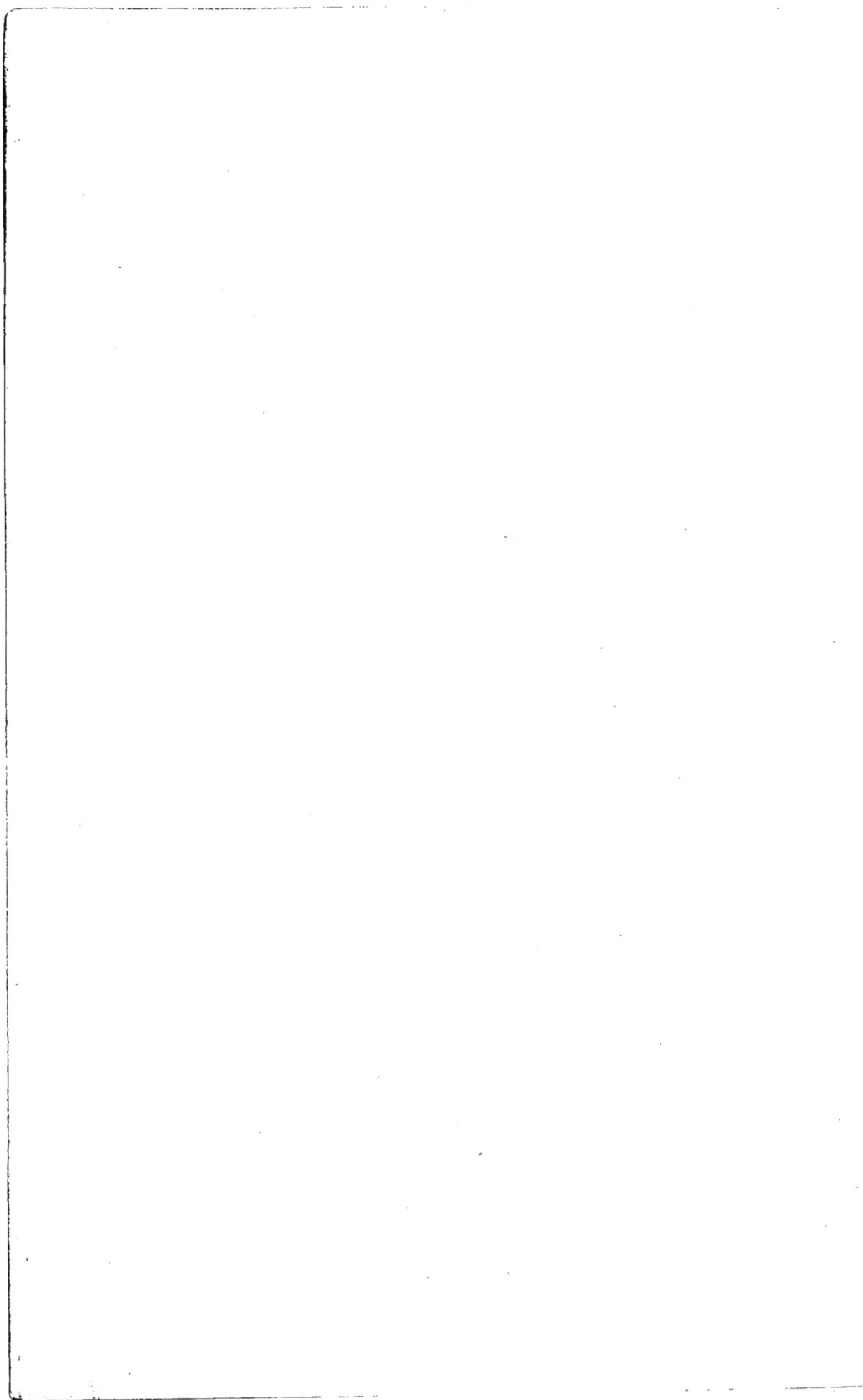

ESQUISSE

SUR LA

MÉDECINE & LA CHIRURGIE

POPULAIRES

DANS LE DÉPARTEMENT DU MORBIHAN.

I

GUÉRISSEURS·

Le charlatanisme en médecine est comme le Protée de la fable ; il revêt mille formes susceptibles de se modifier à l'infini suivant les temps et suivant les lieux.

Dans le département du Morbihan, l'exercice illégal de l'art de guérir se produit sous deux aspects tellement distincts, qu'il devient plus que jamais nécessaire d'en fixer le caractère et d'en signaler le danger.

La première grande division, la seule dont je m'occuperai ici, comprend tous les guérisseurs populaires de l'un ou l'autre sexe, quel qu'en soit le rang dans la société, depuis le sorcier du village jusqu'à la châtelaine philanthrope. Dispersés en grand nombre dans nos campagnes et jusque dans nos villes, presque tous adonnés à la pratique d'une spécialité, aucun lien de solidarité ne les réunit. Leur concurrence n'est point un système ; c'est rarement une industrie : c'est une vocation.

Les uns, les rebouteurs, ont la spécialité des luxations, des fractures, des entorses, des contusions, même des douleurs rhumatismales, maladies dont la confusion grossière aide singulièrement à leurs succès ; les autres ont la spécialité des plaies, des abcès ou des brûlures ; ceux-ci guérissent le carreau des enfants, grâce à des emplâtres dégoûtantes ; ceux-là ne voient, dans certaines angines gutturales que des luettes tombées et s'empressent de les relever en arrachant un certain cheveu du sommet de la tête, opération délicate qu'eux seuls connaissent.

Dans d'autres contrées, c'est le fournier du voisinage qui se charge de remonter la luette, en passant lestement une pelle chaude entre les jambes.

En Allemagne, les releveurs de luettes ont un procédé bien moins inoffensif. Ils agissent avec force sur la mâchoire inférieure, et produisent quelquefois des luxations.

En voici un autre qui ne s'attaque qu'aux cancers de la face, et qui trouve moyen de se faire condamner à la prison, pour avoir causé la mort d'un client, en lui pratiquant des cautérisations barbares. — Quelques-uns opèrent sur le corps des scarifications profondes qu'ils appellent des *hules*, et qu'ils rendent plus efficaces en y ajoutant des conjurations magiques.

D'autres devinent le mal à la seule inspection des urines et en déduisent le traitement. La sorcière de la Trinité-Surzur était passée maîtresse en cet art. On venait la consulter de dix lieues à la ronde. La police correctionnelle de Vannes a été son tombeau. Il a été prouvé qu'elle vendait invariablement à tous ses malades la même drogue dans un peu d'eau claire, quelques grammes de poudre de *jalap* achetée chez un pharmacien du chef-lieu. Quelques pièces de l'instruction laissaient supposer que notre sorcière avait pour deuxième corde à son arc l'exploitation des avortements clandestins. Les urines jouent un grand rôle dans la médecine populaire. Tantôt elles servent de moyen de diagnostic ; tantôt de moyen de traitement ; c'est un remède souverain contre une foule de maladies. On en fait des tisanes et des applications externes. Les empiriques qui lisent les maladies dans les urines s'appellent *jugeurs d'eau*.

« Le peuple, écrivait Daniel Sennert, en se moquant de ces char-
» latans, s'imagine qu'on peut connaître à l'inspection des urines
» toutes les maladies, et même les maladies externes ; à sçavoir si le
» mal provient d'une chûte, d'un coup ; si c'est le doigt ou le talon
» qui est blessé, si on a bu du poison ; si c'est un homme, une femme
» mariée, une vierge, une femme enceinte. » — (Voyez *Sennertus, lib. III, pars. 1, sect. III, cap. 1.)*

Les jugeurs d'eau du Morbihan en sont encore à ce programme, et le public qui les consulte en accepte toutes les promesses.

— Où allez-vous donc, mon brave homme, disais-je un jour à un gros paysan monté sur un bidet, et suivant le chemin de la Trinité-Surzur. — Ma foi ! Monsieur, je vais consulter la sorcière. — Seriez-vous malade ? vous ne le paraissez guère à la mine. — Non, Dieu merci ! reprit le paysan. Mais j'ai mon gars qui s'est laissé choir d'un arbre ; et voici une *bouteillée* que je porte à la jugeuse d'eau, sauf votre respect.

Voici un guérisseur qui sauve infailliblement les enfants du croup, en leur pratiquant une petite saignée sous la langue ; Paul d'Egine ne faisait pas mieux. Le tribunal de Montfort (Ille-et-Vilaine) en a fait justice. Frappé par plusieurs condamnations, ce guérisseur du croup s'est vu, l'année dernière, obligé de payer à l'Association médicale la somme de mille francs de dommages-intérêts.

En voici un autre qui, toujours en état d'ivresse, a la réputation d'être sorcier. Il se nomme Julo, de la ville en Bray, près Rochefort (Morbihan).

— Il reçoit ses innombrables pratiques dans une étable à brebis, où il rend ses oracles. C'est lui qui conseille pour certaines maladies de manger des araignées, ou de s'enfermer dans une poche remplie de fourmis; c'est ce même Julo qui ordonne de faire cuire une poule noire, *plume et tout*, et d'en avaler le bouillon; ou bien encore de s'appliquer sur le cœur des cataplasmes de carpes; toutes médications extravagantes, imaginées par un cerveau pris de vin, qui n'en sont pas moins exécutées ponctuellement par des clients fanatiques.

En voici un troisième qui traite de préférence les maux de gorge. Juché sur une table, en face du client qui est à genoux et le cou tendu, il lui suffit de toucher la partie malade à l'aide du pied. Dans l'intervalle des opérations, le pied est toujours chaussé d'une peau de blaireau, et c'est à elle qu'est due la propriété médicatrice.

Que dire des herbes merveilleuses qu'on doit cueillir pendant la nuit, lorsque la lune est dans son croissant! Que dire des prodigieuses vertus de la graisse de chrétien employée comme pommade, et que certains clients vont même jusqu'à demander aux médecins qu'ils consultent!

Les affections des yeux constituent la matière à une spécialité importante, exercée dans plusieurs localités. Chaque médicastre a son collyre et ce collyre n'est le plus souvent qu'un emprunt aux vieilles pharmacopées. — Tout le monde a entendu parler des châtelaines de C......, en St-Dolay; elles sont célèbres, et comme elles sont désintéressées et charitables, elles donnent leurs soins gratuitement. Les malades atteints d'ophtalmie y vont en foule. — J'ai ouï dire qu'aux environs d'Allaire ou de Rieux il y avait un fameux guérisseur oculaire, qui tentait jusqu'à l'opération du *ptérygion* à l'aide d'un crin de cheval. Je n'en sais pas davantage; mais il serait curieux de s'assurer que le procédé du chirurgien en sabots est précisément le même qui est décrit par le médecin arabe Avicenne *(Fen. 3, tract. 2, page 417, Avic. lib. can. edit. 1556, Paris.)*

Aucun de ces empiriques ne donne de consultation par écrit; pour une bonne raison, c'est qu'aucun d'eux ne sait écrire. Il est juste cependant de faire une exception en faveur d'un guérisseur de St.-A... (Loire-Inférieure), que nos malades du Morbihan vont consulter en grand nombre. Toutes les ordonnances de ce singulier médicastre sont calquées sur le même modèle, exemple : Prenez persil, feuilles de laurier, marjolaine, sariette, feuilles de chou; faites bouillir dans une chopine de vin blanc et deux chopines d'eau; ajoutez noyaux de prunes, un jaune d'œuf, faites bouillir; ajoutez un verre d'urine, faites bouillir, etc., etc., etc.; buvez à jeun le matin, et vous serez guéri. « Soyez discret, brûlez l'ordonnance... »

La formule terminale et sacramentelle ne manque jamais.

Rien n'est triste comme l'histoire de ce procès qui s'est dénoué en police correctionnelle de Vannes, le 10 mars 1858.

Le sieur H...., à la Gacilly, depuis longues années, était un guérisseur de première force. Ses onguents étaient renommés pour les tumeurs et les plaies réputées incurables. Un pauvre diable de fermier, atteint d'une fluxion à la joue, eut le malheur de s'adresser à lui. — Donnons la parole à la victime :

« Dans le mois d'Avril, dit le paysan, j'ai été atteint d'un certain gonflement de la joue. Il occupait les chairs seulement sans s'étendre aux os.

» Dans le mois de Septembre dernier, ayant entendu parler du sieur H...., de la Gacilly, comme d'un homme expert en opérations chirurgicales, j'allai le consulter. Celui-ci me proposa de couper les chairs gonflées, m'assurant qu'il me guérirait ; mais il fallait, me dit-il, *cuire auparavant* les chairs. Il me remit, à cet effet, un certain onguent pour être appliqué sur la tumeur, en m'enjoignant de retourner au bout de trois semaines....

» Pendant ce temps, les applications faites sur ma joue me faisaient tellement souffrir, que j'en poussais sans cesse des cris déchirants, nuit et jour, au point que les gens du village se plaignaient de ne pouvoir plus dormir. Au bout de trois semaines, nouvelle visite. H.... m'emporta les chairs gonflées avec son couteau, et fit une large plaie.

» Trois semaines après, la guérison n'arrivant pas, une seconde opération fut jugée nécessaire ; mais il ajouta qu'il fallait encore auparavant cuire les chairs pendant trois semaines.

» Je ne saurais exprimer quelles douleurs j'ai ressenties. Au bout de trois semaines, H.... n'ayant plus de chairs qu'il pût saisir facilement, y enfonça une *fourchette*, pour les soulever et il emporta le morceau avec son couteau. »

Le malheureux ne guérissait pas. Sa face n'était qu'une plaie hideuse, comprenant l'œil, la joue, et toutes les parties sous-jacentes, y compris les os de la face. Une suppuration affreuse était entretenue par la désorganisation des tissus. Le malade désespéré s'adressa aux médecins ; il était trop tard.

Le sieur H...., dénoncé par la rumeur publique et par le médecin, comparut devant le tribunal correctionnel.

— « N'étant pas médecin, pourquoi vous permettez-vous d'exercer cette profession qui exige des études spéciales ? »

À cette question, le guérisseur répond au président : « Monsieur, en » 1817, pendant que je faisais mes études au collége de Vannes, ayant » été atteint d'un épanchement de bile, je fus traité par un médecin » de Tours en Tourraine, dont je ne me rappelle pas le nom, qui ne » résidait que depuis peu de temps, et pour affaire dans ladite ville » de Vannes.

» Ce médecin qui m'avait guéri, et qui paraissait s'intéresser à moi,

» me proposa de me donner diverses recettes pour guérir certaines
» plaies, panaris, gale, dartres, taies aux yeux ; en me disant que
» je pourrais ainsi me rendre utile à l'humanité. — J'avais alors
» 25 à 26 ans, et j'étais en rhétorique ; j'acceptai. »

Interpellé sur la composition de l'onguent qu'il a délivré à son
client, le guérisseur, après beaucoup d'hésitation répond : qu'il y entre *du cinabre, de la poudre de sang-dragon, et des vieilles semel-
les de souliers pulvérisées, le tout délayé dans un peu d'eau.*

Tel était ce fameux secret transmis au rhétoricien de 26 ans, par
le mystérieux chirurgien de Tours.

En ajoutant à ces ingrédients un peu d'*arsenic blanc*, on a exactement la formule de la poudre du frère Côme, préparation caustique,
très-énergique, connue de tous les chirurgiens, et encore employée
de nos jours.

Le charlatan fut condamné à 15 jours de prison et à 40 francs
d'amende. Mais le plus malheureux fut le paysan, qui mourut quelque temps après, au milieu des plus horribles souffrances. (1)

II

DAMES GUÉRISSEUSES.

Les commères, qui se croient obligées, pour le bien de l'humanité ou pour tout autre motif, de cultiver quelques branches de l'art
de guérir, sont répandues partout. — Chacune d'elles est en posses-
sion d'un secret, d'un onguent spécifique, d'une eau sans pareille, à
l'adresse de telle ou telle maladie. Celle-là c'est une matrone de
bourgade, qui est assez habile pour replacer les enfants mal posés
dans l'utérus des femmes enceintes ; cette autre, guérit le mal caduc
avec des excrémens de souris en guise de pilules, ou des cataplasmes
de foie de grenouille. Rappelons-nous Trallien, qui conseillait pour
la même maladie le sabot ou le crâne d'un âne. Rappelons-nous encore Théophraste, cité par Apulée, recommandant d'une manière
spéciale, la dépouille d'un certain lézard nommé Stellio, dépouille
très difficile à se procurer, parce que l'animal la dévore immédiatement après l'avoir quittée. Celle-là traite les fièvres intermittentes les
plus rebelles de la manière la plus simple ; elle comprime *la veine du
pouls* par un procédé connu d'elle seule. Sa voisine y met moins de
mystère. Si vous avez une fièvre d'accès, passez chez cette dame guérisseuse. Elle vous coiffera le petit doigt avec la pellicule qui enveloppe
un blanc d'œuf, et en vingt-quatre heures, vous serez sauvé.

(1) Voir le dossier judiciaire au greffe de Vannes (mars 1858).

2

La plupart de ces dames châtelaines ou autres, qui se mêlent de faire la médecine en même temps que leurs confitures, au moyen de recettes infaillibles, ne sont que des héritières de l'*illustre* et *dévote Madame Fouquet*, qui dans un livre unique en son genre, a légué aux douairières guérisseuses et aux commères à venir, la précieuse recette d'une foule de remèdes merveilleux. J'en extrais quelques-unes pour l'édification des fidèles :

Pour les chutes particulières des lieux hauts.

« Prenez un gros coq, qui ait une grande crête, coupez-lui
« avec des ciseaux un morceau de la crête. Recevez le sang qui en
» sortira avec une cuillère, et le faites boire tout chaud au blessé,
» qui reprendra un peu de sentiment. Recoupez un autre morceau
» de ladite crête, et lui faites encore boire le sang qui en provien-
» dra. Continuez toujours de même, jusqu'à ce que vous ayez coupé
» toute la crête du coq. Ce sang donnera tant de vigueur et de
» force au blessé qu'il sera en état de se confesser et de se faire
» *pancer.* »

Remède très souverain pour ôter les verrues, poireaux du visage ou autre part.

« Prenez une pomme et la coupez par la moitié, frottez la verrue
» avec la pulpe interne de cette pomme, jusqu'à ce qu'elle devienne
» comme tiède, par le mouvement de la friction, c'est-à-dire assez
» longtemps. Enfilez ensemble les deux moitiés de pomme et conser-
» vez-les dans un lieu bien fermé, qu'aucun animal ne les puisse man-
» ger. Dès aussitôt qu'elles commenceront à pourrir, les verrues com-
» menceront à guérir ; et quand elles seront tout-à-fait pourries, les
» verrues seront entièrement guéries. Que si avant d'être pourries,
» quelque animal les mangeait, les verrues ne guériraient pas. »

Pour le mal caduc.

« Prenez des racines de Grenouillette qui ressemblent à des truffes ;
» liez-les sur la tête de celui qui est sujet à ce mal, avec du fil rouge,
» au temps que la lune décroît, et que le soleil est au signe du tau-
» reau, ou scorpion au premier degré ; et il guérira en peu de temps.»

Remède contre le rhume et particulièrement pour celui des petits enfants.

« Prenez un oignon, trouez-le par dessus sans le percer d'outre en

» outre et remplissez le trou de graisse de mouton ; mettez quelque
» peau dudit oignon sur le trou ; faites-le cuire ensuite sous les cen-
» dres. Quand il sera bien cuit, ôtez toutes les peaux cendreuses, met-
» tez le reste sur une assiette et en faites comme du beurre. Oignez
» de cela les pieds, le creux de l'estomac et *même l'estomac*, le plus
» chaudement qu'il se pourra. »

Pour tirer les épines du corps, très expérimenté.

« Prenez la fiente d'oyson mâle fraîchement faite ; mettez-en à l'en-
» vers du lieu où est l'épine ; comme si la main est percée en dehors,
» il faut mettre la fiente en dedans, *et l'épine sortira.* »

Pleurésie.

« Il y a pour cette fièvre un sudorifique infaillible et miraculeux
» qui est le sang du bouc que l'on fait mourir de langueur, en lui
» coupant les parties naturelles, et le laissant mourir suspendu. La
» pesanteur d'un écu d'or de ce sang séché, bu dans du bouillon, fait
» merveille. »

Je me dispense de faire d'autres citations de cet ouvrage, qui a eu
les honneurs de plusieurs éditions. — L'édition que je possède est de
1739, Paris, et a appartenu à une vieille dame guérisseuse, dont le
nom aristocratique est gravé sur la couverture. Voici le titre du livre :

Recueil des remèdes faciles et domestiques, choisis et expérimen-
tez et très aprouvez pour toutes sortes de maladies internes et ex-
ternes et difficiles à guérir.
Recueillis par les ordres charitables de l'illustre et pieuse madame
Fouquet, pour soulager les pauvres malades.
Revu et corrigé de quantité de fautes, qui s'étaient glissées dans
les précédentes éditions, et augmenté de plusieurs remèdes qui se
sont trouvés de plus dans le manuscrit de ladite dame ; avec un
traité de l'usage du tabac et de ses propriétés.
2 vol. Paris, le M.D.C.C. XXXIX.

Chose vraiment étrange ! Ce livre ridicule, qui ne renferme qu'un
fatras de recettes absurdes rédigées en style de cuisinière, est re-
vêtu *d'une approbation*, datée de 1711, et cette approbation est
signée d'un nom scientifique, le docteur *Nic. Andry*, un professeur
au Collége Royal de France, qui fut plus tard doyen de la Faculté de
Médecine de Paris ! O Molière, n'aviez-vous pas mille fois raison !
Les vieilles dames qui, sous prétexte de charité, s'immiscent
dans l'exercice de la médecine, affectionnent de préférence le panse-

ment des plaies, des brûlures, des ulcères, qu'elles couvrent d'onguents de différentes couleurs ; quelques-unes abordent le traitement
chirurgical du panaris, et pratiquent des débridements à l'aide d'ins-
truments plus ou moins grossiers ; quelquefois à l'aide de véritables
bistouris ou de véritables lancettes.

En général, ces pansements et ces opérations se font gratuitement.
C'est leur plus grand mérite...

III

LES REBOUTEURS.

Parmi ceux qui se livrent à l'exercice de la chirurgie populaire,
les plus renommés et on peut dire les plus nombreux sont les rebouteurs. Il en est de véritablement illustres et qui font merveille, Dieu
me garde de citer leurs noms. Après les princes du métier, viennent
les rebouteurs de plus bas étage, ceux de deuxième et de dixième or-
dre, dont le nombre est infini, comme celui des étoiles de deuxième
et de dixième grandeur, chaque paroisse tenant à honneur de possé-
der deux ou trois praticiens de cette espèce. Il y a jusqu'à des femmes, enrôlées dans la compagnie des Rebouteurs : généralement elles
passent pour beaucoup moins habiles. Le métier de rebouteur exige
avant tout une force de poignet qu'il n'est pas donné à la femme d'ac-
quérir.

Sauf quelques rares exceptions, tous ces chirurgiens sans diplôme
sont des paysans, nés de pères rebouteurs, ne sachant même pas lire,
logés au fond de quelque pauvre village, dont la vie se partage entre
les travaux des champs et la pratique du métier traditionnel.

Il fut un temps où à Vannes, c'était *le bourreau* qui exerçait la profession de rebouteur ; et ce bourreau *était officier de santé !* Encore
aujourd'hui, le rebouteur en vogue des environs de B..., est un ancien forçat.

Les jours de foire et de marché, les rebouteurs se rendent dans
les bourgs ou dans les petites villes, plus rarement dans les chefs-
lieux. Ils s'installent dans une chambre d'auberge. Les clients plus ou
moins éclopés s'y donnent rendez-vous ; c'est la foi qui les y conduit,
c'est aussi la foi qui délie les cordons de leur bourse.

De loin en loin, la justice, représentée par un commissaire de police, fait une razzia. Le rebouteur s'asseoit sur le banc de la police
correctionnelle ; le tribunal le condamne à une amende de moins de
15 francs, et tout est dit ; il recommence le lendemain son noble métier. Ne craignons pas de dire la vérité ; le rebouteur n'est pas un

charlatan comme un autre. Il croit à sa mission ; son insistance ne tient pas seulement aux bénéfices qu'il en recueille, elle tient aussi à la haute idée qu'il se fait de son état. N'est pas rebouteur qui veut. Le rebouteur émérite a un secret qui lui a été transmis comme un patrimoine ; il doit à la mémoire de ses aïeux d'en faire profiter l'humanité ; il doit à la confiance qu'on a en lui de ne pas renoncer à la profession. Les principaux rebouteurs du Morbihan, ont eu maille à partir avec l'Association médicale ; des condamnations les ont frappés ; en attendant qu'on les tracasse de nouveau, ils reboutent comme de plus belle.

Ces vulgaires opérateurs exploitent la crédulité robuste de nos paysans, dont ils ont le costume, les mœurs et le langage.

Dans le monde des villes, on croit volontiers à leur spécialité, et il est de bon ton d'admettre qu'ils ont sur les hommes de l'art une supériorité incontestable, en fait de dislocations et de fractures. Aussi plus d'un de ces grossiers praticiens a-t-il vu des habits noirs et des robes de soie entrer dans sa modeste demeure.

« Vous avez fait des études longues et dispendieuses, fréquenté les hôpitaux, les amphithéâtres, pâli sur les livres et suivi les leçons des premiers maîtres dans l'art de guérir ; quoi d'étonnant à cela ! dit le public. Mais voici un rustre qui n'a rien appris, pas même à lire, et qui se vante de guérir toutes les maladies par des moyens ou des procédés secrets ; à la bonne heure ! voilà qui vaut la peine qu'on jette un cri d'admiration ; c'est lui qui aura ma confiance, et avec ma confiance le soin de ma santé et mon argent ! »

Certes, depuis quelque cinquante ans la superstition décroît, et les rebouteurs, comme tous les charlatans usés d'une autre époque, voient chaque jour pâlir leur étoile. La porte de la police correctionnelle s'ouvre de temps en temps pour les recevoir, sans que pour cela le peuple s'en émeuve le moins du monde. Tels qu'ils sont cependant encore aujourd'hui, leur physionomie est originale, et je ne doute pas qu'un écrivain de génie ne soit de force à animer d'un reflet poétique la figure de ces étranges opérateurs, pour les encadrer entre Marcasse et Patience, ces deux créations légendaires de G. Sand.

Tels qu'ils sont réellement aux yeux de la science, les rebouteurs méritent qu'on les observe, et qu'on marque leur place à ce grand banquet où s'asseoient les charlatans de toute sorte, qui abusent le peuple, sous prétexte de santé, et font concurrence à la profession médicale. Après plus de trois siècles, on peut encore exprimer le vœu d'un vieux traducteur de Paul d'Egine, qui s'écriait dans son naïf langage : « que pleust à Dieu, que les gouverneurs des villes, eussent le bien publicq en telle recommandation, qu'ilz voulussent prendre la peine de s'enquérir diligemment du scavoir de tels trompeurs, et ne permettre telles pestes régner en France. » *(La chirurgie de Paulus Ægineta, traduite en français par maître P. Tolet, médecin de l'hôpital de Lyon, — édition 1541. Les angelur.)*

Etablissons d'abord qu'il est de règle, parmi les habitants de la campagne, que toute douleur perçue dans un point du corps, toute gêne plus ou moins notable dans les mouvements d'un membre, quelle qu'en soit la cause, pourvu qu'il n'y ait ni fièvre continue grave, ni plaie extérieure appréciable, implique nécessairement le *déplacement* d'un organe. Le paysan breton qui, dans ces conditions, ressent une douleur ou une gêne, se croit *démis* ou *blessé ;* et cette conviction le mène tout droit à l'adresse de l'homme miraculeux qui fait le métier de rebouteur. Si les accidents qu'il éprouve sont le résultat d'une chûte, d'une violence, d'un effort, rien ne saurait lui ôter de l'esprit qu'il y a *dérangement des parties ;* si cette cause fait défaut, cela tient à ce que le paysan a peu de mémoire. Il lui suffit de supposer que la *blessure* s'est produite dans un jour de libations, ou pendant le sommeil ; qui sait ? dans les froides nuits d'hiver, les sorciers rôdent par les campagnes, et un sort est bientôt jeté.

Les jours de foire, le cabaret où le rebouteur tient ses séances ne désemplit pas. Chaque prétendu blessé attend son tour, soutenu par une confiance sans bornes, et se dispose d'avance à subir l'épreuve du *hannequinage.* J'ai cherché ce que pouvait signifier cette expression bretonne. J'ai tout lieu de croire qu'elle dérive de l'anglais *hand-knead* (pétrir avec la main).

Suivons-les dans la chambre d'opération. Je l'ai dit plus haut, la clientèle du rebouteur, se compose en grande majorité de laboureurs ; des hommes, quelques femmes, et aussi des enfants.

Sur cent malades qui se plaignent d'être démis, et doivent se faire rebouter, nous compterons au moins soixante paysans dont le mal s'est déclaré de la façon suivante :

En soulevant un fardeau, une pelletée de terre par exemple ; en roulant une brouette, mais toujours au moment d'un effort musculaire énergique, ils ont tout-à-coup senti une violente douleur dans la région dorsale, quelquefois accompagnée d'un craquement sourd. Dès lors, ils n'ont pu continuer leur besogne, et l'instrument de travail s'est échappé de leurs mains. Les *ouvriers-terrassiers* du chemin de fer connaissent cet accident ; c'est ce qu'ils appellent le *mouton.* Chargé du service médical de la compagnie d'Orléans, j'ai eu depuis deux ans, de nombreuses occasions de traiter et d'étudier cette forme d'affection chirurgicale, qui mériterait une monographie, et à laquelle le nom de mouton semble si bien approprié.

Le mouton, quel joli mot ! à en rendre jaloux M. Piorry lui-même, qui pour désigner cette maladie dans sa nomenclature, n'a rien trouvé de plus harmonieux que *myoclazie !* Quand vous voudrez, vous attribuerez au mouton une origine grecque, en le faisant dériver de μγος — muscle ; et τομειν — couper.

Donc, mes soixante paysans, se soumettent l'un après l'autre, à l'examen du rebouteur. Celui-ci ordonne au patient de se déshabiller ;

il le regarde avec autorité, le palpe et lui assure que l'*épine du dos est déplacée*. Le mal est désigné ; personne n'en doute.

Le *blessé* est solidement maintenu sur un escabeau ou sur une chaise ; quelquefois couché à plat-ventre sur le sol. L'opération commence. Le rebouteur, les manches retroussées, appuie successivement les pouces de ses mains robustes sur les saillies des apophyses épineuses du rachis, sur l'épine de l'omoplate, sur son angle inférieur, et sur différents points des parois thoraciques ; il saisit les épaules, et les ramène vigoureusement et par secousse en arrière, tout en appuyant le genou sur le milieu du dos. La tête elle-même est alternativement fléchie et redressée brusquement.

Toutes ces manœuvres, opérées avec une grande violence sont très-douloureuses. Le patient crie à force. Il s'y résigne néanmoins jusqu'au bout. « *Tant plus le rebouteur fait mal, tant plus il guérit sûrement.* » Les manœuvres se terminent par quelques frictions, et souvent l'application d'un emplâtre malpropre, d'une composition inconnue.

Le pauvre diable, tout étourdi de tant de souffrances, ruisselant de sueur, s'habille à la hâte, pour laisser sa place à un autre, paie quelques pièces de monnaie, et s'en va le cœur plein d'espoir, remerciant son patron d'avoir mis sur son chemin un si habile rebouteur. Au bout de dix à quinze jours, il est parfaitement guéri. — En se tenant tranquille, à l'aide de quelques frictions simples, on aurait obtenu le même résultat. Dans mon service de l'hôpital de Vannes, je ne traite pas autrement mes ouvriers atteints *du mouton*. N'importe, les soixantes paysans, qui travaillent à la campagne, se gardent bien d'approcher le médecin ; ils auront recours au rebouteur ; et une fois guéris, ils chanteront sur tous les tons l'incomparable vertu du *hannequinage*.

Sur les cent malades du rebouteur, nous en avons compté soixante atteints *du mouton*. Sur les quarante qui restent, nous pouvons en noter trente-neuf, dont les affections diverses ne sont pas plus sérieuses.

Celui-ci a reçu un coup dans la région du cœur : simple contusion, sans conséquence. Le rebouteur affirme *que le brochet du cœur est dépendu*. Celui-là a une contusion de l'épaule ; c'est une *étoirse du palleron de l'épaule*. Un autre est atteint de torticolis ; c'est le *trepied du cou* qui est dérangé. Celui-là a une douleur dans le côté ; *c'est une côte ployée*. D'autres encore, viennent avec des *estomacs cassés*, des *nombrils démis*, des *rates décrochées*, des *foies tordus*, des *poumons fourchés*, des *rognons retournés*. Le rebouteur reconnaît et distingue toutes ces horribles lésions ; c'est à faire dresser les cheveux. Il a un nom significatif pour chaque blessure, et pour chacune d'elles, il a un procédé particulier de rebouter, dont le secret échappe au vulgaire ; au point que celui-ci, s'il n'avait la foi, serait tenté de considérer l'opération comme étant toujours la même.

Or, personne ne me contredira quand je poserai en fait que, 99 fois sur 100, chez tous ces paysans prétendus démis, il n'y a pas l'ombre d'une blessure grave, pas l'ombre de fracture, de luxation ni même d'entorse. Ce ne sont que contusions simples, pleurodynies, rhumatismes musculaires, raideurs d'articulations, affections de courte durée, et dont la plupart guérissent toujours, abandonnées à elles-mêmes.

Il faut avoir exercé la médecine en Bretagne pour se faire une idée de la facilité avec laquelle les gens de la campagne attribuent leurs maux à des *déplacements*.

Les nourrices vous présentent des enfants à la mamelle fatigués par la dentition, et frappés de dépérissement. Elles vous recommandent bien de vous enquérir s'ils ne sont *pas démis. Etre démis*, c'est la grande affaire. Si vous leur répondez qu'elles se trompent. Elles vous écoutent d'un air d'incrédulité qui signifie : « On m'avait bien dit que les médecins n'entendaient rien *aux blessures*. Parlez-moi des rebouteurs. »

Voici une scène qui se reproduit assez souvent : un homme de la campagne se présente à la consultation du médecin. Il entre le bras en écharpe ; il se plaint d'avoir la fièvre. Le docteur, qui recherche toutes les causes de maladies, lui demande ce qu'il a au bras. « Ne faites pas attention à cela, réplique le paysan, je me suis démis. Le rebouteur m'a remis. Mais j'ai la fièvre ; et c'est pour que vous me la guérissiez, que je m'adresse à vous. »

La femme d'un douanier m'amena un jour dans mon cabinet une de ses filles âgée de quatorze ou quinze ans, pâle et très amaigrie. Depuis un certain temps déjà cette jeune fille était minée par une fièvre intermittente paludéenne, dont les accès la prenaient tous les seconds jours vers midi et ne se terminaient que dans la soirée. — A peine entrée, la mère me raconta qu'elle sortait de consulter le rebouteur. Celui-ci avait fait mettre à nu la jeune malade, et après examen avait déclaré que *l'épine dorsale était disloquée*. Elle avait été sur-le-champ soumise à l'opération du reboutage ; elle en était encore toute tremblante. Dans son effroi, elle assurait que le rebouteur lui avait tordu le cou avec tant de force que le menton avait été tourné vers le dos. La mère avait payé 17 sous et les regrettait. — Je pris l'adresse du Charlatan, l'envoyai immédiatement au commissaire de police qui fit une descente, mit la main sur le rebouteur, dressa procès-verbal et le confia au tribunal de police correctionnel ; il fut condamné. A l'audience il soutint à M. le Président qu'il avait réellement *rhabillé l'épine dorsale disloquée* de cette jeune fille.

Le rebouteur en question était celui de *Pluherlin*, le plus renommé de tout le pays. Son père, mort depuis plusieurs années, l'était encore davantage. Celui-là, disent nos paysans, était muni d'un brevet délivré par le gouvernement. Sa mémoire est vénérée à vingt lieues à la ronde. Le vieux rebouteur de Pluherlin, dans un âge avancé, couché sur son lit de mort, infirme et paralysé, voyait chaque jour les souffreteux assiéger sa demeure. Son talent était si merveilleux qu'il ne lui était plus besoin de se livrer sur leurs corps à des manœuvres violentes. On s'approchait de son lit, la partie malade mise à découvert, et il lui suffisait d'y poser les mains doucement, pour que le membre se remît en place, à sa volonté. C'était un secret, acquis par une longue pratique et qui tenait du prodige. Son fils, qui lui a succédé, n'a hérité que de la première manière ; encore est-il loin d'avoir la science et l'expérience de son défunt père. — On le voit, la profession du rebouteur s'incarne dans la légende.

Nos campagnards assiégent journellement la porte du rebouteur. C'est ici qu'on reconnaît l'inestimable avantage de la chirurgie traditionnelle. — Vous avez affaire au rebouteur, mon brave homme. Le rebouteur est absent — qu'à cela ne tienne. Voici sa femme qui vous en donnera pour votre argent. A défaut de la femme, un des fils vous frottera, à votre contentement. C'est un secret de famille. En naissant les enfants du rebouteur en savent déjà plus long que les médecins.

Ce qui fait le succès du rebouteur et la confiance aveugle des malades, c'est que tous les deux, par ignorance, ils confondent les choses les plus différentes. A leurs yeux, il n'existe que deux lésions ; *la dislocation* et *la cassure*. Avec ce système on ne peut plus simple de classification, toutes les guérisons sont des succès, et leur nombre est immense. Le rebouteur est un être à part, presque providentiel. L'imagination populaire s'en empare et le porte aux nues. Comment résisterait-il, le pauvre homme, à l'engouement général. Il est la première dupe de son métier dans lequel il a foi. — Ce n'est point un imposteur, à moins que vous ne donniez ce nom à tous ces illuminés que l'histoire nous montre prêchant l'erreur et entraînant leurs semblables dans l'abîme où ils plongent les premiers.

Lorsque le rebouteur est en présence d'une véritable *entorse*, il procède toujours d'après la même méthode, dans l'application de sa manœuvre. Aux efforts de traction succèdent des mouvements de latéralité, destinés à rétablir le jeu des articulations lésées. — Tout cela ne se fait pas sans douleurs excessives. L'emplâtre noire n'est pas oubliée. Le malade s'en va, guérit à la longue ou reste estropié toute sa vie.

Dans une des îles du Morbihan, c'est une vieille femme qui s'occupe de traiter les entorses. Elle se sert d'un bâton rond, qu'elle roule d'une certaine façon depuis le genou jusqu'à la pointe du pied, en passant par tous les points intermédiaires. L'opération est longue, la rebouteuse y joint des frictions sèches à l'aide de brosses à crins rudes.

Faisons remarquer que dans ces opérations de massage appliquées aux entorses, les procédés des rebouteurs se rapprochent des procédés vraiment chirurgicaux. Le massage bien administré est une opération rationnelle et éminemment utile. Toute la difficulté consiste à distinguer les cas où ce moyen doit être employé. — Malheu-

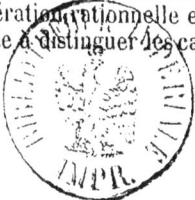

reusement, le rebouteur est incapable d'établir un diagnostic, de là le danger.

Voici maintenant un autre procédé de remettre les entorses, en usage dans quelques endroits. Le malheureux atteint d'entorse est monté sur une échelle et suspendu par les mains à un pied de terre ; — à un signal donné, il se laisse tomber la plante des deux pieds sur un gros bâton cylindrique. Le moyen semble barbare ; mais il est héroïque, dit-on.

Dans le cas d'entorse, voici comment s'y prenait l'ancien rebouteur de Pluherlin. Je tiens les détails d'un homme intelligent qui s'est soumis lui-même avec confiance au traitement de l'empirique :

« Il me fit asseoir sur une chaise, à laquelle il me fixa à l'aide d'une forte serviette. — Mon pied reposait sur un banc. Le rebouteur me dit : mon brave, la jointure est démise ; le travail sera rude ; bon courage. Sur ce, il m'offrit un verre d'eau-de-vie. — Il se mit devant moi, à cheval sur le banc, fit plusieurs frictions avec la paume des mains, me saisit le pied, et lui fit exécuter une série de mouvements brusques, en tous sens, et tellement douloureux qu'au bout de deux ou trois minutes j'allais m'évanouir. — « Un nouveau petit verre, me dit-il, et un peu de repos. » — Après cela, le rebouteur me fit un nœud coulant à la base de chaque orteil avec un ruban séparé ; et il se mit à tirer sur le bout de chaque ruban, l'un après l'autre, probablement pour rappeler le mouvement des doigts ; réunissant ensuite les cinq rubans, il exerça des tractions d'ensemble. Je crois que cette deuxième partie du reboutage était au moins aussi douloureuse que la première.

« L'opération terminée, je fus aspergé d'une certaine eau claire qu'il avait dans une bouteille. Je payai largement ; et je fus ramené chez moi en voiture. — Quinze jours ou trois semaines après, je marchais — Le rebouteur me déclara que sans son opération, j'aurais été infirme toute ma vie. »

Les choses ne se passent pas toujours aussi heureusement ; et plus d'un médecin a vu dans sa pratique des exemples d'entorses, que des rebouteurs avaient mal menées, être suivies des complications les plus graves, des inflammations articulaires, des suppurations profondes, des phlegmons gangreneux, sans parler des accidents chroniques, tumeurs blanches, nécroses des os et des cartilages, etc.?

Les rebouteurs ont moins à craindre les accidents, lorsqu'il ne s'agit que de simples luxations. En général, grâce à la force musculaire dont ils sont doués, ils parviennent, tant bien que mal, à replacer les têtes osseuses dans leurs cavités de réception. Les luxations de l'épaule et de la cuisse étant les plus communes, il est probable, que les rebouteurs en voient quelques-unes, et qu'ils en pratiquent la réduction. Tant mieux pour les malades, dont les luxations sont réduites ! L'année dernière, j'ai eu occasion d'examiner, de concert avec mon honorable confrère, le docteur Lagillardaie, un jeune homme d'une douzaine d'années, qui avait été confié aux soins du rebouteur de *Landaul,* une illustration du pays. Sa mère le conduisit trois fois à Auray, et chaque fois le rebouteur le tortura de la manière la plus atroce ; — il s'agissait d'une luxation du *cubitus* en arrière. Tous les efforts du rebouteur tendaient à redresser le membre, qui était en demi-flexion. Ses tentatives furent vaines. La luxation ne fut pas réduite. Quand nous examinâmes l'enfant, deux mois après l'accident ; il était trop tard. — L'enfant nous rapportait que, pendant une de ces opérations barbares, il avait senti un craquement dans la région du coude. Le gonflement énorme des parties non encore dissipé nous faisait soupçonner que peut-être le rebouteur avait fracturé un des os, et compliqué la blessure primitive. — Ai-je besoin d'ajouter que ce jeune homme ne guérira jamais?

Quant aux fractures, le rebouteur sait parfaitement établir entre elles des distinctions, se réservant le soin de panser les unes, et de renvoyer les autres à qui de droit.

Si la fracture est une fracture simple, sans complication aucune et surtout sans plaie, le rebouteur entreprend le traitement. Il pratique la réduction, c'est-à-dire qu'il s'efforce de rétablir le membre dans une direction à peu près normale ; après quoi il organise un appareil plus ou moins grossier et défectueux, dont les pièces principales consistent en gouttières d'écorce d'arbre et en attelles de bois ou même de carton; maintenues par de mauvaises bandes de toile. Le rebouteur de Landaul, condamné récemment par le tribunal de police correctionnelle de Lorient, l'a été à propos d'une fracture de clavicule. Après l'opération de hannequinage, le rebouteur avait appliqué sur le lieu de la fracture un épais emplâtre. Ce moyen qui ne remédiait pas au déplacement des fragments, avait au moins l'avantage d'en dissimuler la saillie et de laisser croire au blessé que les os avaient été remis en place. Quelques jours après, le malheureux jardinier souffrant horriblement, fit appeler le médecin, qui constata que la fracture n'était pas réduite et qu'un des fragments menaçait de percer la peau. — De là la poursuite judiciaire et la condamnation.

Cet emplâtre agglutinatif du rebouteur, acquiert une consistance considérable. Ils en enveloppent le membre fracturé. Suivant un de mes confrères, il serait composé de poix, de résine, de térébenthine et quelques autres ingrédiens.

Le bandage inamovible était la règle du rebouteur en Bretagne bien avant que la chirurgie moderne l'ait remis en honneur.

L'emplâtre du rebouteur une fois séché forme une cuirasse d'une solidité extrême, et pouvant rivaliser avec l'étoupade de Moscati, le plâtre de Cloquet, et la dextrine de M. le professeur Velpeau.

Le blessé, atteint de fracture et pansé par le rebouteur, se fait reconduire chez lui et la guérison s'achève à la grâce de Dieu. Si le gonflement inflammatoire survient, les tissus étranglés par l'appareil auront grande chance de se gangrener; le malheureux sera des mois et même des années avant de recouvrer la santé et l'usage de ses membres. — Si au contraire au bout de quelques jours le bandage se desserre, ce qui arrive ordinairement, si le membre désenfle et maigrit, les fragments osseux n'étant plus exactement maintenus chevaucheront; la consolidation s'effectuera d'une manière vicieuse. Personne n'est là, près du blessé, pour surveiller l'appareil, le serrer ou le desserrer au besoin. La guérison s'obtiendra presque toujours au prix d'un raccourcissement du membre et d'une difformité. — Le bon public ne s'occupe guères de ces résultats de la chirurgie des rebouteurs. Il se complaît dans la croyance que ces chirurgiens illettrés possèdent des secrets merveilleux. De quoi pourraient donc se plaindre les médecins? n'ont-ils pas sa confiance pour toutes les maladies qui ne sont pas du domaine du rebouteur?

Il est de fait que le rebouteur n'est qu'un spécialiste; et dans certains cas il est le premier à donner le conseil de s'adresser au médecin; il fait preuve en cela de prudence.

C'est qu'en effet, les fractures ne sont pas toutes des lésions simples. Il en est de très graves, principalement lorsqu'elles se compliquent de plaies avec issue des fragments.

Le paysan qui a le malheur d'être atteint d'une semblable fracture, se fait conduire chez le rebouteur, dans une mauvaise charrette, étendu sur de la paille, et cahoté horriblement par des chemins impossibles, ce qui aggrave encore sa position. — A première vue, le rebouteur décline sa compétence. Il prend soin d'établir les limites de son action curative et de sa responsabilité : la plaie est du domaine de la médecine. Il se fera même prier pour toucher au mal, et pour pratiquer un pansement. Il recommande de s'en aller tout droit trouver le médecin. — Qu'en advient-il? Le blessé retourne à son village, comptant encore sur l'opération et le pansement du rebouteur. Il meurt des accidents consécutifs, sans consulter personne; ou bien, comme il sait que le médecin est peu soucieux de traiter un malade qui a commencé par se livrer au charlatan, il se fait donner un billet d'hôpital, où il entre en payant s'il est à l'aise, gratuitement s'il est pauvre. — Dans le service de chirurgie de l'hôpital, j'ai eu mainte occasion de juger des succès des rebouteurs, lorsqu'il s'agit de fractures graves. Ces succès n'ont rien qui séduise; et sous ce rapport, le danger de la chirurgie des empiriques éclate à tous les yeux, le traitement des affections vraiment sérieuses étant livré entre leurs mains à tous les hasards.

Je terminerai par un fait qui prouve jusqu'à quel point, non-seulement dans le peuple de la campagne, mais encore dans les classes où l'instruction pénètre, on a confiance dans les rebouteurs.

« Je suis convaincu, écrivait d'Alembert, à propos du charlatanisme, que surtout dans ce qui regarde la santé, il y a autant de peuple dans les palais que dans les chaumières. »

Avant de rapporter ce fait, vraiment étrange, j'ai hésité longtemps, et voulu m'assurer de tous ses détails près des personnes bien renseignées et dignes de foi. J'ai pris toutes mes précautions — j'en puis garantir l'authenticité.

Il y a de cela quelques années, un docteur en médecine, praticien exerçant dans un chef-lieu de canton, homme de savoir et d'esprit s'il en fut, eut le malheur de se fouler le pied. La foulure était légère ; mais par mesure de prudence il se mit au repos, se traitant lui-même, et espérant en être quitte en quelques jours.

Un beau matin, la porte de sa chambre s'ouvre ; c'est la femme du docteur qui entre suivie de deux ou trois parents ou amis, et derrière eux un petit homme trapus, en costume de paysan ; large chapeau de feutre noir, veste de laine blanche rehaussée de piqûres de soie aux coutures, et de boutons en os.

Le médecin réveillé par le bruit se lève sur son séant. O surprise ! Il reconnaît le rebouteur. Celui-ci se dirige tout droit vers le lit et saisit la jambe du malade. Le docteur indigné lui lance en pleine poitrine un coup de pied vigoureux et l'envoie faire la culbute au milieu de la chambre. Mais hélas ! les parents, qui ne sont là qu'en qualité de complices du rebouteur, se précipitent sur le médecin, le maintiennent et le garrottent. — Le rebouteur qui, s'est remis sur ses jambes, reprend la besogne interrompue, frotte le membre, malgré les imprécations du patient, et se retire satisfait.

Depuis cette scène honteuse, les membres de la famille qui ont tramé ce complot, sont persuadés qu'ils ont rendu un grand service à ce docteur en médecine, puisqu'il a, peu de temps après, recouvré l'usage de son membre. Aujourd'hui la victime de ce guet-apens n'est plus de ce monde. Mais le rebouteur existe et continue d'exercer son noble métier. Toutes les fois que ce charlatan comparaît devant le tribunal de police correctionnelle, il est muni d'un certificat élogieux portant la signature d'un des notables de l'endroit, qui a aidé à l'opération, et qui la raconte à qui veut l'entendre, comme je viens de la raconter.

La rumeur publique a une autre version. C'est le docteur en médecine lui-même qui a mandé le rebouteur, et s'est livré à lui. Mensonge sans nom, contre lequel le bon sens proteste ! Dernier outrage à la mémoire d'un homme de bien ! Argument ridicule, à l'aide duquel un avocat excite la curiosité d'un tribunal indulgent !

Dans l'intérêt de l'humanité, et aussi au point de vue de la considération professionnelle, nous appelons, de tous nos vœux, le moment où la civilisation, s'insinuant dans les masses, dissipera la confiance qu'ont les pauvres gens dans ces obscurs et ignorants opérateurs. — Soyons justes, cependant. Le tort matériel que le rebouteur fait au corps médical est minime. A part quelques-uns d'eux qui sont parvenus, par leur industrie, à se créer une petite aisance, la majorité est composée de misérables qui dépensent au cabaret les quelques sous que rapporte le métier. — Les docteurs en médecine des localités, où exercent les rebouteurs fameux, ne s'en plaignent pas excessivement. C'est une honte pour la profession et un danger sérieux pour la santé publique, soit : mais le préjudice causé aux intérêts du corps médical se réduit à peu de chose. — Il n'est rien, comparativement à celui que nous causent les autres concurrences. — Dans tous les cas, la justice est à notre disposition, et nos magistrats ne se font guères prier quand il s'agit de sévir contre les rebouteurs.

Dans ce tableau nécessairement rapide de la médecine et de la chirurgie populaires, je ne vois aucun inconvénient à passer sous silence les médicastres nomades ou empiriques ambulants qui s'en vont de bourgade en bourgade, vendant leurs baumes et leurs cures comme autrefois les *triacleurs* et les marchands d'Orviétan. Depuis la révolution, tous ces gens là sont bien déchus. N'avait-on pas vu au XVIᵉ siècle, c'est Franco qui l'affirme, des rhabilleurs adjoints à des maîtres chirurgiens sans vergogne, pour la réduction des luxations et des fractures? Louis XIV comptait jusqu'à trois *renoueurs* en titre dans son personnel chirurgical. Les opérateurs du bon vieux temps, les inciseurs de pierre, les herniers, les abatteurs de cataracte, toute cette foule barriolée de chirurgiens voyageurs, ont disparu avec les neiges d'antan.

Laissons à d'autres le soin de glorifier les miracles sans fin, découlant de quelque fontaine célèbre, que les pèlerins estropiés ou malades visitent à certaines époques de l'année. N'embarrassons pas notre sujet de l'histoire de ces pratiques étranges, derniers vestiges d'une médecine superstitieuse, léguée par le paganisme, suppléant dans les masses ignorantes aux bienfaits scientifiques et aboutissant à des résultats souvent funestes pour la santé et la moralité des populations. — Ayons patience. La civilisation, comme Hercule, nettoie les écuries d'Augias.

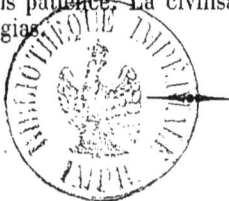

Vannes. — Imprimerie Gustave De Lamarzelle et Beauchesne.

www.ingramcontent.com/pod-product-compliance
Lightning Source LLC
Chambersburg PA
CBHW070756210326
41520CB00016B/4713